BEI GRIN MACHT SICH IHR WISSEN BEZAHLT

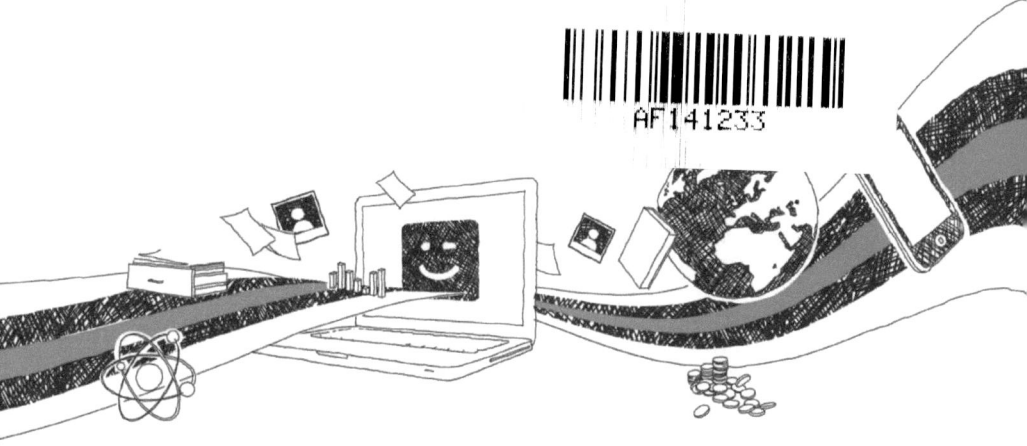

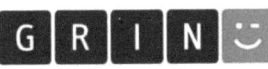

Einschränkung der Lungenleistungsfähigkeit im Erwachsenalter bei frühgeborenen Babys

Kilian-Maurice Heck

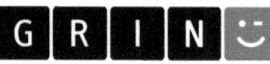

Bibliografische Information der Deutschen Nationalbibliothek:

Die Deutsche Nationalbibliothek verzeichnet diese Publikation in der Deutschen Nationalbibliografie; detaillierte bibliografische Daten sind im Internet über http://dnb.d-nb.de abrufbar.

ISBN: 9783346949851
Dieses Buch ist auch als E-Book erhältlich.

Druck und Bindung: Books on Demand GmbH, Norderstedt Germany
Gedruckt auf säurefreiem Papier aus verantwortungsvollen Quellen

Das vorliegende Werk wurde sorgfältig erarbeitet. Dennoch übernehmen Autoren und Verlag für die Richtigkeit von Angaben, Hinweisen, Links und Ratschlägen sowie eventuelle Druckfehler keine Haftung.

Das Buch bei GRIN: https://www.grin.com/document/1392835

Sommersemester 2022
Modul: Vertiefung Naturwiss.
Sporttheorie

Ist die Lungenleistungsfähigkeit im Erwachsenenalter von frühgeborenen Babys eingeschränkt?

Bearbeitungszeitraum: 6 Wochen

Abgabe: 19.09.2022

Eingereicht von:

Kilian-Maurice Heck

Inhaltsverzeichnis

Abbildungsverzeichnis

Tabellenverzeichnis

Abkürzungsverzeichnis

ANS   Atemnotsyndrom

BPD   Bronchopulmonale Dysplasie

BW   birth weight

COPD   chronic obstructive pulmonary disease

FEV_1 Exspiratorische Einsekundenkapazität

GA   gestational age

O^2 Sauerstoff

PB   preterm birth

PPHN   Persistierende pulmonale Hypertonie

RDS   respiratory distress syndrome

SSW   Schwangerschaftswoche

VO_2max maximale Sauerstoffaufnahme

Einleitung

Die Geburt eines Kindes ist ein anstrengendes und in manchen Fällen problematisches Ereignis, infolgedessen es zu Komplikationen und zum Tod der Mutter und/oder des Kindes kommen kann. Dabei ist ein besonderes Risiko für die Gesundheit des Kindes der Tag der Geburt. Je früher ein Kind zur Welt kommt, desto gefährlicher kann es werden. Eine Frühgeburt ist dabei Platz 1 der Sterblichkeitsgründe von Kindern (Statista, 2019). Das betroffene Organ ist meistens die Lunge, denn sie wird als letztes entwickelt wie in *5. 2 Auswirkungen auf die Lungenleistung* näher erläutert wird. Dadurch ist es interessant sich die Probleme, die eine Frühgeburt im Lungenbereich hat, anzuschauen. Es stellt sich die Frage, ist die Lungenleistung auch noch im Erwachsenenalter eingeschränkt? Um diese Leitfrage zu beantworten, gliedert sich die Arbeit wie folgt.

Da es sich um den Rahmen einer Hausarbeit handelt, wird zu Beginn eine Abgrenzung des Grades einer Frühgeburt vorgenommen und erläutert, wie eine Frühgeburt zu definieren ist. Danach werden anhand der Analyse von Literatur einige Grunderkrankungen von Frühgeborenen beschrieben, welche häufig auftreten und die Lungenleistung reduzieren können. Weitergehend wird besprochen, ob es Auffälligkeiten von chronischen Lungenkrankheiten im Verlauf des Lebens eines Frühgeborenen gibt und wie jene induziert werden. Die Arbeit beantwortet auch die Frage, ob die Lungenleistung von Frühgeborenen auch eingeschränkt ist, wenn keine chronische Krankheit vorliegt. Es folgt eine Diskussion, in welcher die Literatur verglichen wird und eine Zusammenfassung aller Auswirkungen und Ereignisse einer Frühgeburt auf die Lungenleistung eines Kindes und eines Erwachsenen auftreten. Es werden Therapiemöglichkeiten, sowie Präventionsmaßnahmen vorgestellt. Die Arbeit stellt einen kurzen Ausblick auf weitere Studienmöglichkeiten vor.

Abschließend werden die Ergebnisse der Arbeit zusammenfassend präsentiert.

Da es sich um den Rahmen einer Hausarbeit handelt beschränkt sich die Arbeit auf Ereignisse auf dem Kontinent Europa.

1 Frühgeburten

Die Zahl der überlebenden Frühgeburten oder preterm birth (PB) auf der Welt ist seit dem Fortschritt in der Neonatologie zwischen den 1970er und 1980er Jahren am steigen (Härtel et al., 2022, S. 521). Um die Frühgeburten genauer betrachten zu können nimmt die Literatur eine Gruppierung von dem Grad einer Frühgeburt vor. Diese ist in Abbildung 1 erkennbar.

Anm. der Red.: Die Abb. wurde aus urheberrechtlichen Gründen entfernt.

Abbildung 1 Einordnung von Frühgeburten nach Schwangerschaftswoche (DE=SSW; EN=GA) (European Lung Foundation, 2021, S. 1)

Nun ist es nicht nur möglich eine Frühgeburt nach der SSW zu definieren, sondern es ist ebenso möglich das zu früh geborene Baby anhand seines Geburtsgewichtes (EN= birth weight BW) genauer zu klassifizieren. Die Literatur benutzt beide Definitionen, deshalb werden sie an dieser Stelle in Zusammenhang gebracht. In Abbildung 2 kann man erkennen, dass bei einer SSW von unter 28 Wochen von einem BW unter 1200 Gramm gerechnet wird. In etwa ist jede 2. bis 5. Von 1000 Lebendgeburten eine extreme Frühgeburt (Morgan et al., 2022, 1).

Anm. der Red.: Die Abb. wurde aus urheberrechtlichen Gründen entfernt.

Abbildung 2 Zusammenhang BW und GA (Salas et al., 2016, 497)

Bereits ab der 26. SSW liegt die Überlebenschance eines zu früh geborenen Babys bei in etwa 80 Prozent, zu 40 Prozent treten bei einer Geburt in der 26. SSW allerdings neurologische Entwicklungsstörungen auf (Salas et al., 2016). Dabei stellt sich für zu früh geborene Babys eine hohe Vulnerabilität für kurzzeitige Komplikationen heraus und ebenso eine höhere Vulnerabilität für langfristige gesundheitliche Folgen als für termingerecht geborene Babys (Härtel et al., 2022, S. 521). Diese Arbeit fokussiert sich dabei auf den Grad extreme Frühgeburt, denn für diese Gruppe ist das Risiko für kurz- und langfristige Folgen am höchsten (Lungenaerzte-im-netz, 2008; Singer et al., 2021). Dennoch ist es nicht immer möglich die Gruppe strikt voneinander zu trennen. Gesundheitliche Folgen einer Frühgeburt sind Behinderung (zerebrale Lähmung, sensorische und motorische Behinderung), Lern- und Verhaltensstörung, Lungenprobleme (Atemnotsyndrom (ANS), Bronchopulmonale Dysplasie (BPD), weitere), Kindstod und weitere Folgen (European Lung Foundation, 2021; Speer, 2019). Die Risikofaktoren , die zu einer Frühgeburt führen können sind häufig unbekannt, allerdings erhöht Rauchen, Passivrauchen, frühzeitige Wehen und das Alter der Mutter (<17 und >35) das Risiko einer Frühgeburt (European Lung Foundation, 2021).

2 Häufige Lungenkrankheiten bei Frühgeburten

In diesem Kapitel werden exemplarisch die drei am häufigsten von der Literatur benannten Lungenkrankheiten, welche bei extremen Frühgeburten auftreten, benannt. Speer, 2019 erläutert, dass ANS, BPD und PPHN (Persistierende pulmonale Hypertonie) schwerwiegende Krankheitsbilder sind, welche auch zu Folgen bis ins Erwachsenenalter führen können.

2. 1 Atemnotsyndrom ANS

Das Atemnotsyndrom oder Englisch respiratory distress syndrome (RDS) kann durch eine Frühgeburt induziert werden, in etwa 60 Prozent der extremen Frühgeburten entwickeln ein ANS. Die Ursache der Atemwegserkrankung liegt an der unreifen Entwicklung des Surfactant, das pulmonale oberflächenaktive System der Lunge wird erst im späten Stadium einer Schwangerschaft (26. SSW) gebildet und erst ab in etwa der 35. SSW ist die Bildung abgeschlossen (Speer, 2019; Weniger, 2009). Bei einer unvollständigen Ausbildung des Surfactants fehlen dringend benötigte Lipide und Proteine, welche für Stabilität im Alveolar System sorgen und dabei die Spannung in der Alveole vermindern. Dies ist eine wichtige Funktion der Lunge, denn es beugt einen Kollaps bei der Exspiration vor. Das Problem liegt also beim Ausatmen, was zu einem verringertem Lungenstoffwechsel und einer Anstauung von CO_2 führt (ebd.). Zusätzlich wirkt das

Surfactant antibakteriell und antiviral und hat dadurch eine wichtige Schutzfunktion für die Lunge des Säuglings (ebd.).

Wird die Erkrankung nicht therapiert, liegt die Mortalität bei ungefähr 50 Prozent (ebd.).

Die Symptomatik der Erkrankung sind Atemnot, ein abgeschwächtes Atemgeräusch, Probleme beim Ausatmen und zusätzlich kann man einen höheren CO_2- Wert in der Blutgasanalyse der PB- Säuglinge im Vergleich zu Termingeborenen feststellen (Speer, 2019; Weniger, 2009).

Die Therapie der PB erfolgt durch eine maschinelle Beatmung und Druckregulierung der Alveolen. Zusätzlich werden bei extremen Frühgeburten Präparate zur Ausbildung des Surfactant gegeben. Die maschinelle Beatmung kann eine BPD begünstigen (ebd.).

2.2 Bronchopulmonale Dysplasie BPD

Die Bronchopulmonale Dysplasie ist eine bedrohliche aber meist reversible Krankheit der Lunge. Sie tritt mit unterschiedlicher Häufigkeit bei extrem frühgeborenen Säuglingen auf. Bei PB ohne ANS besteht in etwa eine 20 Prozentige wahrscheinlichkeit eine BPD zu entwickeln, bei PB mit ANS schwankt die Prozentzahl je Klinik zwischen 15 und 50 Prozent (Speer, 2019; Weniger, 2009).

Die BPD tritt in den häufigsten Fällen nach einer maschinellen Beatmung (z.B. aufgrund einer RDS) auf. Dabei weisen die Patienten einen erhöhten Sauerstoffbedarf von ungefähr 28 Tage auf, welcher im Alter von 36 SSW immer noch erhöht ist. In Abbildung 3 kann man einige Indikatoren für BPD erkennen. Nach wissenschaftlichen Erkenntnissen begünstigt nicht nur ein O^2- Mangel die Schädigung der Lunge sondern ebenso können andere Faktoren eine BPD begünstigen (Weniger, 2009).

Anm. der Red.: Die Abb. wurde aus urheberrechtlichen Gründen entfernt.

Abbildung 3 Indikatoren BPD (Weniger, 2009)

Die Symptomatik infolge einer BPD sind häufige und chronische pulmonale Infektionen, eine erhöhte Hospitalisierungsrate der Säuglinge, ein erhöhter Sauerstoffbedarf, Verschlechterung der Lungenfunktion, pulmonale Ödeme und Hypertonie, Atemnot und in schweren Fällen das Auftreten einer Lungenfibrose (schwere Form einer BPD) (Speer, 2019; Weniger, 2009). Die Diagnostik erfolgt entweder durch ein Thoraxröntgen oder durch das Erkennen der erhöhten O^2 Bedarfes über 28 Tage (ebd.).

2.3 Persistierende pulmonale Hypertonie PPHN

Die Persistierende pulmonale Hypertonie kann durch RDS oder BPD begünstigt werden. Durch die Hypertonie kommt es zu einer geringen Sauerstoffsättigung in den Arterien der Lunge, dies kann ebenfalls zur Atemnot und Zyanosen führen (Speer, 2019). Ist die PPHN nicht durch RDS oder BPD induziert tritt die Erkrankung eher bei übertragenden Neugeborenen auf (ebd.).

3 Chronische Lungenkrankheiten bis ins Erwachsenenalter

Die Wahrscheinlichkeit an einer chronischen Lungenkrankheit im Erwachsenenalter zu erkranken ist für PB- Erwachsene erhöht. Insbesondere ist das Risiko an Asthma oder an COPD zu erkranken erhöht. Bei einer vorrangegangenen BPD- Anamnese steigt die Wahrscheinlichkeit einer Erkrankung nochmals an. Ebenso ist die Entwicklung eines Bluthochdruckes um den Faktor 2,5 größer als bei termingerecht geborenen Erwachsenen (Härtel et al., 2022).

3.1 Asthma

Asthma kann extrinsisch durch eine Allergie oder intrinsisch durch einen Infekt induziert werden (Heck et al., 2022). Die Folgen dieser Atemwegserkrankung sind Probleme bei der Exspiration, körperliche verminderte Leistungsfähigkeit sowie Depressionen und Angstzustände, welche durch eine mögliche Dyspnoe ausgelöst wird (ebd.).

Wie man in Tabelle 1 erkennen kann, ist die Wahrscheinlichkeit an Asthma zu erkranken von PBs gegenüber termingerecht Geborenen stark erhöht. Mit einem Faktor von knapp 2,5 ist die Wahrscheinlichkeit erhöht. Die Prävalenz für Asthma liegt bei den PB bei in etwa 2 % (entnommen einer Studie aus Norwegen) (Singer et al., 2021).

Land/ Betrachtete Population	Studien Population	Erkrankung/ Langzeitfolge	Relatives Risiko [95% Intervall]	Inzidenzen/Prävalen z
Norwegen n=1760821	1967-2005 (Jahr) 23-31 SSW	Asthma	Wahrscheinlichkeit : Faktor 2,37 [2,01;2,79]	Ca. 2 % vs. 0,5% bei Termingerechten

Tabelle 1 Relatives Risiko einer Asthma Erkrankung von PB zwischen 23-31 SSW (Singer et al., 2021)

Diese Daten werden ebenfalls von einer schwedischen Studie gestützt, welche von einer Risikoerhöhung der PB Erwachsenen um Faktor 2 spricht (Crump, 2020).

3.2 Chronic Bbstructive Pulmonary Disease COPD

Bei einer COPD (chronic obstructive pulmonary disease) handelt es sich um eine Atemwegserkrankung. Dabei kann es sich um eine dauerhafte Verengung oder Entzündung des Atemweges handeln. Die Folge dieser Erkrankung sind Atemnot, Husten und Schleim im Hals. Die Lungenleistungsfähigkeit wird dabei eingeschränkt (Heck et al., 2022).

Die Wahrscheinlichkeit an einer COPD zu erkranken wird durch eine Anamnese mit BPD erhöht, falls die Grunderkrankung bis ins Erwachsenenalter fortsetzt (Hilgendorff, 2018).

Dabei startet die Erkrankung bei den PB häufig mit 20 Jahren (Dance, 2020). Das liegt daran, dass bei extrem früh geborenen Erwachsenen die Lunge meist nicht richtig entwickelt ist. Dazu kam es in der Vergangenheit bei dieser Gruppe vermehrt zu maschineller Beatmung oder zu Infekten in der Lunge oder anderen Lungenbeschwerden (ebd.). Bei andauernder BPD kann es auch zu einer Erkrankung der Lunge kommen, welche Parallelen zu einer COPD aufweist. Eine COPD begünstigt auch umgekehrt das Krankheitsbild der BPD (Herting, 2013).

4 Einschränkungen der Lungen- Leistung

Bereits ab der Geburt benötigen extreme PB´s mit einer hohen Wahrscheinlichkeit eine externe Sauerstoffzufuhr (siehe Abbildung 4) (Herting, 2013). Dabei haben die Frühgeburten auch im Erwachsenenalter Probleme mit dem Lungenstrom, der exspiratorische Lungenstrom von 23-jährigen PBs ist beispielsweise geringer als der von termingerecht geborenen Kindern. Ebenso ist es für jene wahrscheinlicher, dass sie im erwachsenen Alter einen Inhalator benutzen müssen (Crump, 2020).

Abbildung 4 zusätzlicher O^2-Bedarf der Säuglinge (Herting, 2013)

Auch für sonst gesunde extreme PB´s unterscheidet sich die Lungenleistung im Erwachsenenalter von der der termingerecht geborenen Erwachsenen (Gostelow & Stöhr, 2022). Um die Lungenleistung zu untersuchen, werden in der Literatur die Werte der VO_2max (maximale Sauerstoffaufnahme) und FEV_1 (Exspiratorische Einsekundenkapazität) betrachtet (ebd.). In Abbildung 5 ist zu erkennen, dass die Einsekundenkapazität bei 5- Jährigen sich generell stark unterscheidet, dennoch sind extrem zu frühgeborene Kinder tendenziell mit einer kleineren Kapazität ausgestattet als termingerecht geborene Kinder (Härtel et al., 2022). Dies kann man auch im Erwachsenenalter beobachten (Gostelow & Stöhr, 2022).

Anm. der Red.: Die Abb. wurde aus urheberrechtlichen Gründen entfernt.

Abbildung 5 FEV$_1$ in Abhängigkeit von dem GA (Härtel et al., 2022)

Die Reduktion des FEV$_1$ ist insbesondere bei einer BPD-Anamnese stark ausfallend. Die Reduktion beträgt in etwa 18 Prozent (Crump, 2020).

5 Diskussion

In der Diskussion dieser Arbeit werden die erarbeiteten Ereignisse im Vergleich (5. 1 Vergleich der Ergebnisse) nochmal aufgelistet, um einen gezielten Überblick zu bekommen. Weiterführend wird mit vorhandenem Wissen des Autors und weiteren Werken argumentiert, welche Auswirkungen die verschiedenen Ereignisse auf die individuelle Fitness eines Erwachsenen, welcher extrem früh geboren ist, entstehen können. Es wird über die Präventionsmaßnahmen von Lungenproblemen der Frühgeburt diskutiert und ebenso Therapiemöglichkeiten besprochen.

5. 1 Vergleich der Ergebnisse

Literatur	Was?	Faktor/%	SSW
(Crump, 2020)	Mortalität	>8	22-27
(Weniger, 2009)	ANS	60% der extremen PB	<28
(Speer, 2019)	BPD	20 % der extremen PB ohne ANS 15-50% der extremen PB mit ANS	<28
(Speer, 2019)	PPHN	0,1% aller Lebendgeburten	alle
(Salas et al., 2016)	Neurologische Entwicklungsstörungen	>40 % der extremen PB	<28

Tabelle 2 Krankheitsbilder oder Entwicklungsstörungen von extremen PBs

In Tabelle 2 sind verschiedene Ereignisse, die auf eine extreme Frühgeburt zutreffen können, aufgelistet. Unter andrem ist zu erkennen, dass die Wahrscheinlichkeit für ein PB an ANS zu erkranken sehr hoch ist. Eine ANS induzierte BPD ist ebenfalls mit einer Wahrscheinlichkeit von bis zu 50 Prozent, ein sehr ausgeprägtes Krankheitsbild bei Frühgeborenen. Für die PPHN liegt keine genaue Zahl für PB´s vor, denn diese Krankheit ist nicht nur bei den Frühgeborenen, sondern auch bei den übertragenden Babys zu beobachten (Speer, 2019). Im gesamten ist zu betrachten, dass eine Geburt vor der 28 SSW acht Mal tödlicher ist als eine Geburt zwischen der 37. Und 42. SSW (siehe Tabelle 2). Ebenso leiden über 40 Prozent der extremen Frühgeborenen an einer neurologischen Entwicklungsstörung, diese Zahl nimmt mit sinkender SSW zu (Salas et al., 2016).

Literatur	Was?	Faktor/%	SSW
(Crump, 2020; Singer et al., 2021)	Diabetes Typ I	1,1	<28 SSW 18-45 Jahre
(Crump, 2020; Singer et al., 2021)	Diabetes Typ II	1,6	<28 SSW 18-45 Jahre
(Zeidler et al., 2019)	Übergewicht	N/A	<37
(Crump, 2020)	Mortalität	2	<28 20-40
(Morgan et al., 2022)	Autismus/ ADHS	keine konkrete Zahl aber gesteigert	<28
(Gostelow & Stöhr, 2022)	VO_2max FEV_1	− 4.40 mL/kg/min (VO_2max) - 9,22 % (FEV_1)	<28
(Singer et al., 2021)	Asthma	2,37	<31
(Hilgendorff, 2018)	COPD	N/A	<28
(Singer et al., 2021)	FEV_1	Alle: -8,7%	<28
(Singer et al., 2021)	FEV_1	ohne BPD: -7,15%	<28
(Singer et al., 2021)	FEV_1	mit BPD bis 28 SSW: - 16,16%	<28
(Singer et al., 2021)	FEV_1	mit BPD bis 36 SSW: - 18,92%	<28
(Singer et al., 2021)	Nierenerkrankung	3	N/A

Tabelle 3 Erkrankungen extremer PBs im Erwachsenenalter

In der Tabelle 3 kann man verschiedene Ereignisse betrachten, welche auf extrem frühgeborene Erwachsene zutreffen können. Man kann erkennen, dass auch im Erwachsenenalter die Mortalitätsrate höher ist als die der termingerecht geborenen Erwachsenen. Nicht nur Lungenkrankheiten treten bei extremen PBs auf, sondern auch weitere Entwicklungsbeeinträchtigungen wie Diabetes und Autismus. Diese können trotzdem Einfluss auf die Lungenleistungsfähigkeit haben, dies wird im Folgenden der Diskussion erläutert.

5. 2 Auswirkungen auf die Lungenleistung

Im Laufe der Arbeit wurde die Gefährdung von PBs durch mögliche Lungenkrankheiten näher betrachtet. Dabei wurde Literatur verwendet, die den Zusammenhang von Lungenkrankheiten und extrem Frühgeborenen, also Babys, welche vor der 28 SSW oder mit einem BW von unter 1500 g zur Welt gekommen sind. Diese Differenzierung hat sich als wichtig herausgestellt, denn mit zunehmenden Alter des Kindes reift auch die Lunge. Es wurde sich im speziellen mit der Lungenleistung beschäftigt, denn diese ist das Organ, welches sich erst ganz am Ende einer Schwangerschaft vollständig entwickelt und es somit die meisten Probleme bei einer Frühgeburt verursacht. Insbesondere bei der Gruppe der extrem Frühgeborenen kommt es sehr wahrscheinlich zu einer Lungenkrankheit der Säuglinge. Das Atemnotsyndrom tritt dabei am häufigsten auf. Problematisch dabei ist, dass es in Folge dieser Krankheit sehr wahrscheinlich zu einer maschinellen Beatmung des Kindes kommen wird, welches weitere Folgen auf die Entwicklung des Kindes haben kann. Denn eine maschinelle Beatmung kann Folgeerkrankungen induzieren. Zwei Beispiele wurden in *2 Häufige Lungenkrankheiten bei Frühgeburten* genauer beschrieben, es handelt sich dabei um die BPD und PPHN. Diese Krankheiten wurden vorgestellt, weil sie Einfluss auf den weiteren Verlauf des Lebens des Kindes nehmen. Kinder, die eine ANS Anamnese haben und eine extreme Frühgeburt sind, bekommen mit einer Wahrscheinlichkeit von bis zu 50 Prozent (Wert hängt von Klinik/Land ab) die Folgeerkrankung BPD. Infolge einer BPD kommt es zu langfristigen Lungeneinschränkungen der betroffenen Person. Eine Therapie oder Heilung ist dabei nicht ausgeschlossen, dennoch ist das Risiko einer Leistungsreduzierung der Lunge das ganze Leben lang erhöht.

Die Zahl der Frühgeborenen und insbesondere die der extrem Frühgeborenen ist seit den 1990er Jahren gestiegen, dies hängt stark mit der Behandlung des ANS mit einer Surfactant Gabe zusammen (Bührer, 2021). Ab wann ein Säugling überlebensfähig ist, hängt dabei nicht nur von der Schwangerschaft ab, sondern auch von dem Land oder Gebiet, in dem ein Kind geboren wird. Denn in einigen Ländern oder Gebieten ist die Neonatologie weiterentwickelt, als in anderen. Durch die nun noch nicht seit langem steigende Anzahl der extremen Frühgeborenem und immer besserer werdender Technik im Neonatologie Bereich sind die Auswirkungen auf die Erwachsenen, welche heute Leben und eine extreme PB waren, noch nicht genaustens erforscht (ebd.). Deshalb benötigt der Folgende Bereich noch genauere Studien, um konkretere und präzisere Aussagen zu treffen.

Die Auswirkungen der Krankheiten im Säuglings- und Kindesalter sind im Erwachsenenalter dennoch messbar. Dabei sind insbesondere das Asthma und die COPD zu nennen. Es konnte eine Korrelation von BPD und Asthma, sowie COPD nachgewiesen werden. Die Erkrankungen der Lunge bringen in jedem Fall eine Reduzierung der Lungenleistung mit sich. Erkrankte leiden auch häufig an Depressionen, welche von einer drohenden Dyspnoe ausgehen, dies kann zu einem eingeschränkten Bewegen der Personen führen und demnach zu weiteren Reduzierungen der Leistungsfähigkeit.

Die Lungenleistung der Erwachsenen PBs ist auch ohne Vorerkrankung eingeschränkt. Gostelow & Stöhr, 2022 stellen durch Meta-Analyse einen Zusammenhang von Frühgeburten und der Reduzierung der maximalen Sauerstoffaufnahme der Lunge, sowie einer verringerten Einsekundenkapazität fest. Dies stellt eine eindeutige Beeinträchtigung der Lungenleistung dar.

Bei einer Frühgeburt kommt es nicht nur zu Komplikationen mit der Lunge, sondern es kann auch zu anderen Ereignissen kommen. Die Techniker Krankenkasse (Zeidler et al., 2019) stellt einen Zusammenhang von Frühgeburten und Adipositas her. Übergewicht tritt in Korrelation mit Asthma und führt somit ebenso zu einer Schwächung der Lungenleistungsfähigkeit. Zusätzlich wird beschrieben, dass eine starke Fettansammlung zu einer Verengung der Bronchien führen kann, die Folge sind COPD ähnliche Symptome (Jäger-Becker, 2016). Übergewicht erschwert nicht nur direkt die Atmung der Erwachsenen, sondern erzeugt in vielen Fällen auch zu Bewegungseinschränkungen durch hohe Beanspruchung der Muskulatur und des passiven Bewegungsapparates. Übergewicht kann ebenso zu Hypertonie führen und den Körper somit weiter schwächen.

Ebenso können Krankheiten wie Autismus, ADAS, Hypertonie und viele weitere Krankheiten auftreten, die zwar nicht die Lungenleistung direkt betreffen, aber durch deren Beeinträchtigungen im Leben des Kindes zu einem vermindertem Sporttreiben und eventuellem Bewegungsmangel führen können. Dies wiederrum ist ein Marker der individuellen Fitness eines Menschen, wenig Bewegung führt dabei oft zu einer verminderten Lungenleistungsfähigkeit.

Aus Sicht des Autors lässt sich an dieser Stelle der Arbeit die Leitfrage „Ist die Lungenleistungsfähigkeit im Erwachsenenalter von frühgeborenen Babys eingeschränkt?" beantworten. Die Lungenleistungsfähigkeit ist von extremen PBs im Erwachsenenalter eingeschränkt. Es konnte die Gefährdung der Lunge durch das Auftreten von Lungenkrankheiten wie ANS und BPD im Kindesalter festgestellt werden, welche die Lunge langfristig belasten können und zu Folgeerkrankungen wie Asthma oder COPD führen können. Zudem ist die maximale Sauerstoffaufnahme und die Einsekundenkapazität der Lunge von Frühgeburten statistisch gesehen vermindert. Die Leitfrage ist demnach klar beantwortet, eine Frühgeburt führt sehr wahrscheinlich zu einer Verminderung der VO_2max und FEV_1 und damit zu einer Schwächung der Lungenleistung. Zusätzlich wird das Risiko einer Lungenkrankheit erhöht, welche die Leistung einschränkt.

5. 3 Therapiemöglichkeiten

Eine Diskussion über die Therapiemöglichkeiten der verschiedenen Krankheiten ist sinnvoll, denn einige Therapiemöglichkeiten können sich positiv im Lungenbereich des Patienten, wie auch negativ auf andere Bereiche auswirken. Eine typische Therapiemöglichkeit der BPD ist beispielsweise die Behandlung des Neugeborenen mit Betamethason ein Kortikosteroid. Die Behandlung senkt die Mortalitätsrate und die Wahrscheinlichkeit an BPD zu erkranken (Speer, 2019). Es kann allerdings auch zu unerwünschten Nebenwirkungen kommen, die immer genauer untersucht werden. Es kann beispielsweise zu Entwicklungsstörungen wie Wachstumsstörungen kommen. In manchen Fällen wurde das Medikament der Schwangeren induziert, um die Lungenreife im Mutterleib zu stützen. Die Folge sind frühe Wachstumsstörungen die nachweislich zu einem geringeren Geburtsgewicht des Neugeborenen führen. Ein geringes Geburtsgewicht und dessen Risiken wurden im Verlauf dieser Arbeit erläutert (Kraus, 2019).

Eine weitere Strategie, um die Lunge der erkrankten Säuglinge zu unterstützen ist die maschinelle Beatmung der Säuglinge. Diese ist in vielen Fällen notwendig und obligatorisch für das Überleben der Babys. Das maschinelle Beatmen ist allerdings auch eine Belastung für die Lungen der Säuglinge (Fraunhofer, 2018). Denn die künstliche Beatmung muss sehr exakt auf die Lungen der kleinen Patienten programmiert und ständig angepasst werden. Ein zu geringer und ein zu hoher druck kann bereits zu Problemen führen und die Alveolen schädigen oder zu Ödem Bildung führen. Weiterhin wird das Entwickeln einer BPD gefördert werden (Härtel et al., 2022).

Eine externe Surfactant Gabe während der Beatmung führt dabei zu großen Erfolgen der Therapie. Bei dieser Behandlung des Neugeborenen konnten noch keine Nebenwirkungen klinisch registriert werden. Durch die externe Surfactant Gabe können die Lungen schneller ihren Reifeprozess aufnehmen und vor Infektionen geschützt werden (ebd.). Der Prozess kann mit der Indizierung von Koffein unterstützt werden. Koffein unterstützt die Atmung des Babys, kann aber auch das Risiko der BPD erhöhen (ebd.).

Eine weitere Therapie ist die Behandlung mit Vitamin A. Das Vitamin schützt die Zellintegrität der noch unreifen Lunge und reduziert die Wahrscheinlichkeit einer BPD.

Dennoch ist abzuwägen, ob die Gabe des Medikamentes erforderlich ist, denn eine zu lange Behandlung erhöht das Infektionsrisiko der Neugeborenen (Härtel et al., 2022).

Die Homöopathischen Therapiemöglichkeiten könnten Teil einer größer angelegten Arbeit oder Studie werden.

5. 4 Prävention

Für die Prävention für die Folgen die induziert durch eine Frühgeburt entstehen können, nennt die Literatur die Vermeidung einer Frühgeburt (Härtel et al., 2022). Die Folgen einer extremen Frühgeburt können von der Medizin nicht umfassend behandelt werden und es kann zu Nebenwirkungen kommen. Dabei gilt es wie in *1 Frühgeburten* genannt die Risikofaktoren (Rauchen und Passivrauchen während der Schwangerschaft, Alter der Mutter, Stress) zu vermeiden. Während des Lockdowns in der Coronapandemie 2020 konnte ein Rückgang der Frühgeburten verzeichnet werden, über die Gründe kann in einer weiteren Arbeit recherchiert werden (Härtel et al., 2022). Falls es dennoch zu einer Frühgeburt kommt sollte die Lungenreifung möglichst weit abgeschlossen sein, da dieses Organ, wie bereits erwähnt, zuletzt ausgebildet wird.

präventive Maßnahmen für die Folgen einer Frühgeburt, genauer für Schädigungen der Lunge, sind ebenfalls kein Rauchen, zusätzlich ist es aus in *5. 2 Auswirkungen auf die Lungenleistung* genannten Gründen ratsam ein Normalgewicht anzustreben. Sport als Präventive Maßnahme ist ausdrücklich zu empfehlen. Die Lunge wird dadurch trainiert und es kann zu einer Verbesserung bzw. Leistungssteigerung der VO_2max sowie FEV_1 kommen. Sport sollte dabei schon im kindlichen Alter betrieben werden, denn ansonsten könnte es zu eingeschränkter Belastbarkeit und auch Adipositas kommen (Härtel et al., 2022). Sport erhöht dabei die kardiorespiratorische Fitness eines Menschen. Die Prävention durch Sport sollte auch noch im Erwachsenenalter Anwendungen finden, denn langfristige Folgen der Frühgeburt auf die Lungenleistung bleiben vorhanden und könnten durch Sport verhindert oder verlangsamt/abgeschwächt werden (Singer et al., 2021).

5. 5 Ausblick

Einen Ausblick auf neue Studien bietet eine neue Beatmungstechnik des Fraunhofer Instituts. Hierbei werden die Säuglinge schonender beatmet, als durch andere Verfahren, dies kann langfristige Risiken minimieren (Fraunhofer, 2018). Der Sender WDR nennt in einer Dokumentation mögliche gewinnorientierte Probleme, die die Neonatologie mit sich bringt (Gnad, 2022). In einer weiteren Studie könnte das Auftreten einer extremen

Frühgeburt in Deutschland im Vergleich zu anderen Länder untersucht werden, um festzustellen, wie wahrscheinlich das Auftreten einer extremen Frühgeburt abhängig vom Entbindungsland ist.

6 Zusammenfassung

In dieser wissenschaftlichen Arbeit wurde der Zusammenhang zwischen einer Frühgeburt und das Auftreten einer Schwächung der Lunge umfassend erörtert. Zu Beginn konnte eine Differenzierung von dem Grad einer Frühgeburt vorgenommen werden, dabei stellte sich heraus, dass eine extreme Frühgeburt die größten Problematiken im Bereich der Lungenleistung direkt nach der Geburt, sowie im Erwachsenenalter vorzuweisen hat. Ein genauerer Vergleich kann im Rahmen einer weiteren Arbeit herausgestellt werden.

Es konnte eine Korrelation von PBs und den Erkrankungen ANS und BPD festgestellt werden. Dabei begünstigt eine ANS die Erkrankung BPD. Beide Grunderkrankungen schwächen die Lungenleistung der Neugeborenen zum Teil bis ins Erwachsenenalter. Es können Folgeerkrankungen wie Asthma oder COPD ausgelöst werden. Beide Krankheiten, sowie die Grunderkrankungen schwächen die Lungenleistung merklich.

Auch ohne Grunderkrankung konnte eine Schwächung der Lungenleistung nachgewiesen werden. Die VO_2max und FEV_1 Werte der Erwachsenen PBs wiesen niedrigere Werte als die von termingerecht geborenen Erwachsenen auf.

Auch weitere Folgen einer Frühgeburt, wie beispielsweise das Risiko einer Adipositas, können zu einer Reduzierung der Lungenleistung führen.

Diese Arbeit stellt ebenso mögliche Therapieformen für die Behandlung der Lunge von extremen Frühgeburten vor. Dabei lässt sich feststellen, dass bei beinahe jeder Therapie eine medizinische Notwendigkeit abgewogen werden muss, da es zu Nebenwirkungen kommen kann.

Präventionsmöglichkeiten für die Schwächung der Lunge sind: Die Vermeidung einer Frühgeburt, kein Rauchen oder Passivrauchen der austragenden Mutter und das Kind selbst im Verlauf seinen Lebens ebenfalls. Vermeidung von Übergewicht und Bewegung und Sport stellen zusätzlich eine präventive Maßnahme dar.

Abschließend konnte die Leitfrage dieser Arbeit beantwortet werden, indem ein Zusammenhang zwischen der Lungenleistung und einer Frühgeburt strukturell dargestellt worden ist. Die Sachzusammenhänge korrelieren. Für genauere Ergebnisse können weitere Studien erzeugt werden, denn es wurde festgestellt, dass noch nicht viele Datenpunkte bezüglich „Lungen-krankheiten/Leistung" und „Frühgeburt" verfügbar sind.

Die Neonatologie wurde in den 1980er und 1990er revolutioniert, weitere medizinische Neuerungen sind vom Fraunhofer Institut vorgestellt worden. Um weitere Ergebnisse festzustellen, muss eine neue Generation von Frühgeburten allerdings erst ins Erwachsenenalter kommen.

Literaturverzeichnis

Bührer, C. (2021). Frühgeborene an der Grenze der Lebensfähigkeit. *Monatsschrift Kinderheilkunde, 169*(12), 1122–1132. https://doi.org/10.1007/s00112-021-01294-7

Crump, C. (2020). An overview of adult health outcomes after preterm birth. *Early human development, 150*, 105187. https://doi.org/10.1016/j.earlhumdev.2020.105187

Dance, A. (2020). *Überleben mit 920 Gramm*. https://www.spektrum.de/news/extreme-fruehchen-ueberleben-immer-haeufiger-wie-geht-es-ihnen-spaeter/1745352; Zuletzt geprüft am 15.09.2022.

European Lung Foundation (Hrsg.). (2021). *Frühgeburt und die Lunge*. https://europeanlung.org/de/information-hub/factsheets/fruehgeburt-und-die-lunge/; Zuletzt geprüft am 25.08.2022.

Fraunhofer (Hrsg.). (2018). *Frühchen mit Lungenerkrankungen schonend behandeln: Translationale Medizintechnik: Intelligentes Inhalationssystem*. https://www.fraunhofer.de/content/dam/zv/de/presse-medien/2018/Dezember/ForschungKompakt/fk12_2018_ITEM_Fr%C3%BChchen%20mit%20Lungenerkrankungen%20schonend%20behandeln.pdf; Zuletzt geprüft am 25.08.2022.

Gnad, F. (2022). *Die Story im Ersten: Wie viel Geld bringt ein Frühchen?* [Video]. WDR. https://www.ardmediathek.de/video/dokus-im-ersten/die-story-im-ersten-wie-viel-geld-bringt-ein-fruehchen/das-erste/Y3JpZDovL2Rhc2Vyc3RlLmRlL3JlcG9ydGFnZFNZSBflGRva3VtZW50YXRpb24gW0gZXXJzdGVuLzAxNDAxYWU4LTQ1NWMtNDRjNC1iMzZhLWJiMTg4MzNhODc1OA==.

Gostelow, T. & Stöhr, E. J. (2022). The Effect of Preterm Birth on Maximal Aerobic Exercise Capacity and Lung Function in Healthy Adults: A Systematic Review and Meta-analysis. *Sports medicine (Auckland, N.Z.)*. Vorab-Onlinepublikation. https://doi.org/10.1007/s40279-022-01710-2

Härtel, C., Spiegler, J., Hanke, K., Herting, E [Egbert] & Göpel, W. (2022). Präventionskonzepte in der Frühgeborenenmedizin. *Monatsschrift Kinderheilkunde, 170*(6), 520–529. https://doi.org/10.1007/s00112-022-01486-9

Heck, K., Markgraf, N. & Ruppel, J. (2022). *Chronische Lungenkrankheiten: Modul: Spezielle sportmedizinische Aspekte B*. Leibniz Universität Hannover. https://1drv.ms/p/s!AlMFztRGvN8FhYh0_HgObpHkp2Tyqg?e=7Khqyy; Zuletzt geprüft am 15.09.2022.

Herting, E [E.] (2013). Bronchopulmonale Dysplasie (BPD). *Monatsschrift Kinderheilkunde, 161*(5), 417–424. https://doi.org/10.1007/s00112-012-2800-8

Hilgendorff, A. (2018). *Frühdiagnose schwerer Lungenerkrankung bei Babys*. https://www.gesundheitsforschung-bmbf.de/de/fruhdiagnose-schwerer-lungenerkrankung-bei-babys-7674.php#:~:text=Die%20Bronchopulmonale%20Dysplasie%20(BPD)%20ist,sp%C3%A4t er%20Geborene%20sind%20davon%20betroffen.; Zuletzt geprüft am 25.08.2022.

Hoffmann, G. F., Lentze, M. J., Spranger, J., Zepp, F. & Berner, R. (Hrsg.). (2019). *Springer Reference Medizin. Pädiatrie*. Springer Berlin Heidelberg. https://doi.org/10.1007/978-3-642-54671-6

Jäger-Becker, D. (2016). Übergewicht erhöht Risiko für Atemwegserkrankungen. *Pneumo News, 8*(S7), 67. https://doi.org/10.1007/s15033-016-0504-9

Karolinska Institutet (Hrsg.). (2016). *Lungenobstruktion im Erwachsenenalter von Frühgeborenen (LUNAPRE): Lungenobstruktion im Erwachsenenalter von Frühgeborenen (LUNAPRE).* https://ichgcp.net/de/clinical-trials-registry/NCT02923648; Zuletzt geprüft am 25.08.2022.

Kraus, D. (2019). Sinkt mit Lungenreifeinduktion das Geburtsgewicht? *gynäkologie + geburtshilfe, 24*(2), 6. https://doi.org/10.1007/s15013-019-1670-8

Lungenaerzte-im-netz (Hrsg.). (2008). *Frühchen leiden als Erwachsene eher unterchronischen Lungenproblemen Kinder, die.* https://www.lungenaerzte-im-netz.de/news-archiv/meldung/article/fruehchen-leiden-als-erwachsene-eher-unter-chronischen-lungenproblemen-1/; Zuletzt geprüft am 02.09.2022.

Morgan, A. S., Mendonça, M., Thiele, N. & David, A. L. (2022). Management and outcomes of extreme preterm birth. *BMJ (Clinical research ed.), 376,* e055924. https://doi.org/10.1136/bmj-2021-055924

Moura-Dos-Santos, M., Wellington-Barros, J., Brito-Almeida, M., Manhães-de-Castro, R., Maia, J. & Góis Leandro, C. (2013). Permanent deficits in handgrip strength and running speed performance in low birth weight children. *American journal of human biology: the official journal of the Human Biology Council, 25*(1), 58–62. https://doi.org/10.1002/ajhb.22341

Salas, A. A., Carlo, W. A., Ambalavanan, N., Nolen, T. L., Stoll, B. J., Das, A. & Higgins, R. D. (2016). Gestational age and birthweight for risk assessment of neurodevelopmental impairment or death in extremely preterm infants. *Archives of disease in childhood. Fetal and neonatal edition, 101*(6), F494-F501. https://doi.org/10.1136/archdischild-2015-309670

Singer, D., Thiede, L. P. & Perez, A. (2021). Adults Born Preterm—Long-Term Health Risks of Former Very Low Birth Weight Infants. *Deutsches Arzteblatt international, 118*(31-32), 521–527. https://doi.org/10.3238/arztebl.m2021.0164

Speer, C. P. (2019). Lungenkrankheiten bei Früh- und Neugeborenen. In G. F. Hoffmann, M. J. Lentze, J. Spranger, F. Zepp & R. Berner (Hrsg.), *Springer Reference Medizin. Pädiatrie* (S. 1–18). Springer Berlin Heidelberg. https://doi.org/10.1007/978-3-642-54671-6_57-2

Statista (Hrsg.). (2019). *Anteile der Ursachen von Sterblichkeit bei Kindern weltweit im Jahr 2018.* WHO; UNICEF. https://de.statista.com/statistik/daten/studie/38991/umfrage/anteile-der-ursachen-von-kindersterblichkeit-weltweit-im-jahr-2007/; Zuletzt geprüft am 02.09.2022.

Stölting, P. (2015). *COPD: Risikofaktoren und Ursachen.* https://www.rosenfluh.ch/media/arsmedici/2015/11/COPD__Risikofaktoren_und_Ursachen.pdf; Zuletzt geprüft am 15.09.2022.

Trønnes, H., Wilcox, A. J., Lie, R. T., Markestad, T. & Moster, D. (2013). The association of preterm birth with severe asthma and atopic dermatitis: a national cohort study. *Pediatric Allergy and Immunology, 24*(8), 782–787. https://doi.org/10.1111/pai.12170

Weniger, K. (2009). *Komplikationen und Spätfolgen bei Frühgeborenen. Eine Single Center Analyse und Möglichkeiten zum Vergleich mit internationalen Daten* [Diplomarbeit]. Medizinische Universität Graz, Graz. https://online.medunigraz.at/mug_online/wbAbs.getDocument?pThesisNr=16307&pAutorNr=&pOrgNr=.

Wong, P. M., Lees, A. N., Louw, J., Lee, F. Y., French, N., Gain, K., Murray, C. P., Wilson, A. & Chambers, D. C. (2008). Emphysema in young adult survivors of moderate-to-severe bronchopulmonary dysplasia. *The European respiratory journal, 32*(2), 321–328. https://doi.org/10.1183/09031936.00127107

Zeidler, J., Wallwiener, S. & Koletzko, S. (2019). *Kindergesundheitsreport: Eine Routinedatenanalyse zu mittelfristigen Auswirkungen von Kaiserschnitt und Frühgeburt.*

https://www.tk.de/resource/blob/2061920/cb0a2bd21b6839f4e0d13d5259c09597/studie--kindergesundheitsreport-2019-data.pdf; Zuletzt geprüft am 16.09.

BEI GRIN MACHT SICH IHR WISSEN BEZAHLT

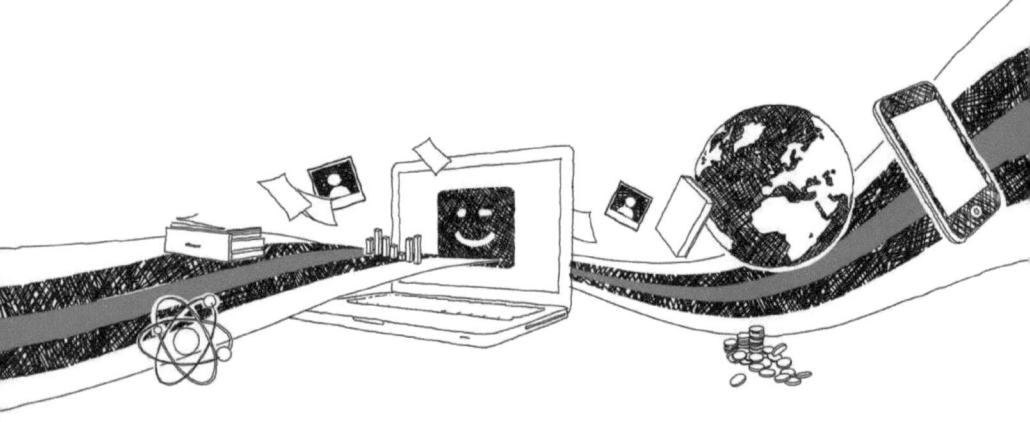

- Wir veröffentlichen Ihre Hausarbeit,
  Bachelor- und Masterarbeit

- Ihr eigenes eBook und Buch -
  weltweit in allen wichtigen Shops

- Verdienen Sie an jedem Verkauf

Jetzt bei www.GRIN.com hochladen und kostenlos publizieren

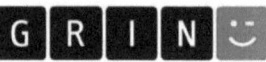